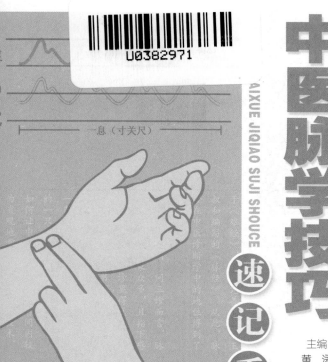

U0382971

中医脉学技巧

MAIXUE JIQIAO SUJI SHOUCE

速记手册

主编
黄　泳
编委
陈俊琦　曲姗姗
钟　正郑　禹
卢阳佳　包木森
林杰文

广东省出版集团
广东科技出版社
·广州·

图书在版编目（CIP）数据

中医脉学技巧速记手册/黄泳主编.—广州：广东科技出版社，
2012.8（2024.11重印）

ISBN 978-7-5359-5677-4

Ⅰ. ①中… Ⅱ. ①黄… Ⅲ. ①脉学—手册 Ⅳ. ①R241.1-62

中国版本图书馆CIP数据核字（2012）第054901号

ZHONGYI MAIXUE JIQIAO SUJI SHOUCE

责任编辑：李　鹏　谢慧文　黎青青
封面设计：友间文化
责任校对：梁小帆
责任印制：彭海波
出版发行：广东科技出版社
　　　　　（广州市环市东路水荫路11号　邮政编码：510075）
https://www.gdstp.com.cn
销售热线：020-37607413
E-mail：gdkjbw@nfcb.com.cn（编务室）
经　　销：广东新华发行集团股份有限公司
排　　版：广州市友间文化传播有限公司
印　　刷：广东信源文化科技有限公司
　　　　　（广州市番禺区大龙街竹山工业路57号
　　　　　邮政编码：514500）
规　　格：889mm×1 194mm　1/64　印张1.5　字数25千
版　　次：2012年8月第1版
　　　　　2024年11月第21次印刷
定　　价：6.00元

如发现因印装质量问题影响阅读，请与承印厂联系调换。

前　言

脉学起源于《黄帝内经》，发展于《难经》，系统完善于汉末王叔和编写的《脉经》。从此，脉诊在中医诊断学中的地位得到了确立。

相对于望、闻、问三诊而言，脉诊中涉及的脉象众多，且指下感觉因人而异，脉诊显得复杂抽象、晦涩难懂。医书有云："胸中了了，指下难明。"因而，脉诊一直是中医初学者学习和实践中的一只拦路虎。

如何让中医初学者在短时间内较为直观地掌握脉诊的相关技术，并且理解脉学相关原理呢？本书是初学者可以选择的参考之一。

本书从脉学概要、脉诊的部位和方法、正常脉象、疾病与脉象、真脏脉、诊小儿脉、诊妇人脉、脉证顺逆与从舍等8个方面进行阐述。

本书共收录《濒湖脉学》所列的27种脉象，每一种脉象都配以特定的图示，从诊脉的基本要点出发，图文并茂地描述了各类脉象的特征，结合兼脉主病图和记忆歌诀，辅以相似脉鉴别表，简单明了地对各种脉象的脉形、形成原理、主症等进行了介绍。本书多图、多表、多归纳，语言简洁，层次清楚，方便读者快速理解、记忆诊脉之要。希望能为各位有心学习中医脉学的读者提供帮助。

本书由南方医科大学黄泳教授、陈俊琦博士、曲姗姗博士、钟正硕士、郑禹学士，广东医学院卢阳佳副教授，广东省第二中医院中心药房包木森药师，以及广州中医药大学林杰文硕士合作完成。作者包括中医专业、中西医临床专业、针灸推拿专业、临床药学专业等学士、硕士和博士。由于行文仓促，加之作者水平有限，本书难免有不足之处，欢迎广大读者及同行批评指正！

编者

2012年5月于广州

目录

第五章　特殊脉诊

第一章 脉学概要

一 脉诊

　　我国传统医学在诊断疾病上有一套独特的"四诊"法——望、闻、问、切。其中，切就是脉诊。脉诊在"四诊"法中占据重要的地位。脉在人体而言是指血脉、经脉；诊指诊断。祖国医学认为，脉象是脏腑、气血共同作用而成的。当一个人的脏腑、气血发生变化时，医者可以通过触摸患者身体的某些部位，观察患者不同的脉象，以了解其当前身体的情况，从而诊断疾病。

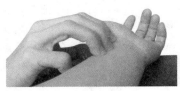

脉诊

二　脉诊的起源

　　脉诊的起源至今仍是一个尚待讨论的问题。在长沙马王堆出土的战国帛书——《脉法》中可以发现，此书所说之脉虽指经脉，但仍能从中看出一些关于脉诊的描述及发展的迹象。据《史记·扁鹊传》记载："至今天下言脉者，由扁鹊也。"我们姑且可以认为脉诊起源于扁鹊或是扁鹊所处的时代。据说，扁鹊在最

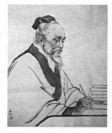

王叔和
（蒋兆和绘）

初诊脉时并无固定的部位，但凡有浅表动脉部位，都可切循。其后通过实践观察，创造出了"独取寸口"法，因其方便和实用，一直沿用至今。扁鹊之后，我国脉学知识开始丰富起来，但由于各家学说观点不一，脉学理论显得纷繁杂乱。汉末晋初，王叔和在前人研究的基础上，撰写了我国现存最早的一部脉学专著——《脉经》。此书吸收了扁鹊、华佗和张仲景等古代著名医家的经验理论，首次总结了两晋以前的脉学经验，它的问世在我国和世界医学史上产生了巨大影响，使中医脉学成为一门系统科学，奠定了脉学的诊断基础。

《脉经》之后，经过唐、宋、元三朝的历代医家不断修订和完善，脉学有了不同程度的发展。明朝李时珍在延续《脉经》理论基础之上，总结前人的脉学经验，撰写出了《濒湖脉学》。此书分《四言诀》和《七言诀》两部，分别对经脉的生理、脉象形成机

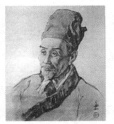

李时珍
（蒋兆和绘）

理、脉象形态等进行了详细的阐述。在《脉经》原有的24脉基础上，李时珍再新增3个脉象，合为27个脉象。由于《濒湖脉学》用易于记忆的"体状诗"对每一种脉象做了形象的描述，现已成为中医爱好者学习脉学的必读著作。

三　脉象形成的原理

脉象是指脉动时的应指形象。祖国医学认为，心主血脉，心脏有节律的搏动推动血液在脉管中流动。心与脉相连，脉为血之府，血液循行脉管之中，流布全身，因而脉管也随之产生有节律的搏动；肺主气，朝百脉，血液通过肺气的输布布散到全身；脾主统血，脾胃为气血生化之源；肝藏血，主疏泄以调节血

量；肾藏精，精化血。因此，脉象的形成与各脏腑气血密切相关。

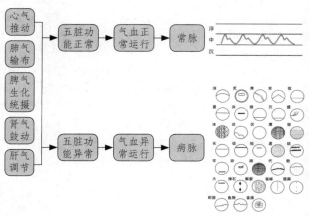

脉象形成原理

第二章 脉诊的部位和方法

脉诊部位的来源和演变

　　古代常用的诊脉部位有遍诊法、三部诊法和寸口诊法。

　　遍诊法又称三部九候诊法，见于《素问·三部九候论》，是遍诊上、中、下三部有关的动脉。

　　三部诊法，见于《伤寒杂病论》。张仲景常用寸口脉候脏腑病变，扶阳脉候胃气，太溪脉候肾气，以了解病情，指导治疗。

　　自晋代以后，后世较少采用遍诊法和三部诊法，而普遍选用的诊脉部位是寸口。寸口诊法始见于《黄帝内经》，经《难经》阐述和发挥，至晋代王叔和著《脉经》后，寸口诊法理论已趋完善，从而得以推广。

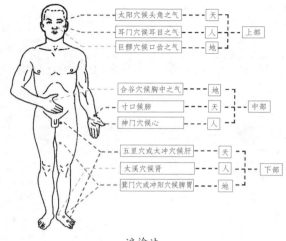

太阳穴候头角之气	天	
耳门穴候耳目之气	人	上部
巨髎穴候口齿之气	地	
合谷穴候胸中之气	地	
寸口候肺	天	中部
神门穴候心	人	
五里穴或太冲穴候肝	天	
太溪穴候肾	人	下部
箕门穴或冲阳穴候脾胃	地	

遍诊法

二　寸口诊法

寸口又称脉口或气口，其位置在腕后桡动脉搏动处。

寸口脉分寸部、关部、尺部三部。以高骨（桡骨茎突）为标记，手心朝上时桡骨茎突内侧桡动脉搏动处为关部，关部前（近腕侧）为寸部，关部后（近

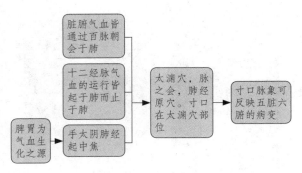

寸口脉象反映五脏六腑病变的原因

肘侧）为尺部。两手各有寸、关、尺三部，共有六部脉；寸、关、尺三部又可分浮、中、沉三候，即寸口诊法的三部九候。

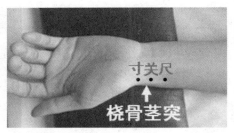

桡骨茎突和寸、关、尺三部定位

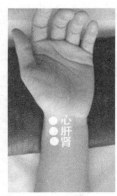
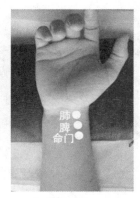

左手寸、关、尺
三部分候脏腑

右手寸、关、尺
三部分候脏腑

寸、关、尺三部分候脏腑，历代医家说法不一，目前多以下列为准：

（1）左寸候心，右寸候肺，并统括胸以上及头部的疾病（即上焦）；

（2）左关候肝胆，右关候脾胃，并统括膈以下至脐以上部位的疾病（即中焦）；

（3）左尺候肾，右尺候命门（肾），并包括脐以下至足部疾病（即下焦）。

三 诊脉方法和注意事项

01 时间

清晨是诊脉的最佳时间。此时，患者机体内外环境都比较稳定，脉象不受饮食、运动、情绪等因素的影响，能比较正确地反映机体目前的情况。

对于门诊、急诊的病人，无须拘泥于此，让病人在比较安静的环境中休息片刻，减少各种因素的干扰后，即可开始诊脉。

02 体位

病人取正坐位或仰卧位，前臂自然向前平展，和心脏置于同一水平，手腕伸直，手掌向上，手指自然放松，并在腕关节下面垫上脉枕，这样可使局部气血运行无阻，反映机体当时的真实脉象。

03 平息

医者在诊脉时保持呼吸均匀，清心宁神，用自己的呼吸（一呼一吸的时间）计算病人的脉率，仔细辨别脉象。

04 指法

诊脉的指法是指医生诊脉的操作方法，正确运用指法可以获取比较丰富的脉象信息。

诊脉指法的要领：三指平齐，中指定关，以指目按脉脊，以及举、按、寻、循、推、总按、单诊等指法。

指目是指尖和指腹交界棱起之处，与指甲二角连线之间的部位，形如人目，是手指触觉较灵敏的部位。三指平齐时，诊脉者手指与受诊者体表约呈45°，弓形倾斜，使指目紧贴于脉搏搏动处。

此外，三指平齐时布指的疏密要和患者的身长相适应。臂长者，布指宜疏；臂短者，布指宜密，以适度为宜；诊小儿脉时，因小儿寸口部短，可用拇指定关法，不细分三部。

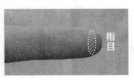

指目

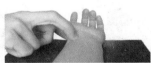

中指定关

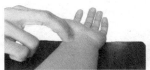
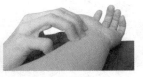

食指定寸　　　　　　　　　三指平齐

常用指法有举、按、寻、循、推等。

（1）举法，又称轻取或浮取。指医生用较轻的指力按在寸口脉搏跳动部位，以体察脉象。

（2）按法，又称重取或沉取。指医生用较重的指力，甚至按到筋骨以体察脉象的方法。若医生用力适中，按至肌肉以体察脉象的方法称为中取。

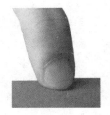
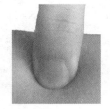

举法　　　　　　　　　　　按法

（3）寻法。指医生指力从轻到重，从重到轻，向左右推寻或在寸、关、尺三部指指交替，细细寻找脉动最明显的部位，或调节最适当指力，以获取丰富的脉象信息。

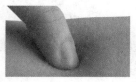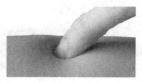

寻法

（4）循法。指医生用指目沿脉道的轴向上下，指指相移动，以体会脉动应指范围长短和脉搏来势虚实的诊脉法。

（5）推法。指医生用指目对准最明显的脉脊，顺应脉搏的动势，左右、内外微微推动，进一步体会脉率快慢，以了解脉搏的力量和趋势的诊脉法。

（6）总按。指医生用三指同时用力，从总体上辨别寸、关、尺三部和左右两手脉象的形态、脉位的浮沉等的诊脉方法。

（7）单诊。指医生用一个手指，分别诊察寸、关、尺三部脉象形态特征的方法。

05 五十动

每次诊脉时间为2~3分钟，每侧脉搏跳动不应少于50次，从而较为正确地了解脉象特点，判断有无促脉、结脉、代脉，防止漏诊。

第三章 正常脉象

一 正常脉象的特点

正常脉象又称平脉，是正常人在生理条件下出现的脉象。

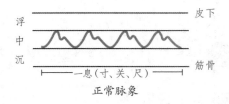

正常脉象

正常脉象的主要特点：三部有脉，一息四五至，不浮不沉，不快不慢，不大不小，从容和缓，流利有力，节律一致，沉取不绝，并随生理活动和气候环境的不同而有相应的正常变化。简而言之，有胃，有神，有根。

（1）有胃。又称有胃气，指正常脉象脉来不浮不沉，不快不慢，不大不小，从容和缓，流利有力。脉有胃气，则为平脉；脉少胃气，则为病变；脉无胃气，则属真脏脉，或为难治，或为不治之征象。故观察脉象有无胃气，对判断疾病凶吉预后有重要的意义。

（2）有神。指正常脉象脉来柔和有力，节律整齐。如弦实脉象之中仍带有柔和，微弱脉象之中不失有力，均为脉有神气。若通过观察脉神推测病情，必须与全身情况结合。

（3）有根。指正常脉象脉来尺部有力，沉取不绝。脉之有根关系到肾，肾为先天之本，元气之根，若病中脉浮大散乱，按之则无，则为无根之脉，本元亏虚，表示病情危笃。

二 正常脉象的生理变化

01 外部因素

（1）受气候的影响，平脉有春天脉弦、夏天脉洪、秋天脉浮、冬天脉沉的变化。

（2）受地理位置影响，北方人脉多坚实，南方人脉多软弱。

02 内部因素

（1）年龄。儿童脉象多小数，青年脉象多平滑，老人脉象多弦硬。

（2）性别。妇人脉象较男子濡细而带数，妊娠时脉象多滑数。

（3）体型。身材高大者脉象较长，矮小者脉象较短。肥胖者脉多沉细，消瘦者脉较浮大。

（4）情志。短暂性的精神刺激，脉象也发生变化，如怒则伤肝而脉多弦细，惊则气乱而脉动无序等。

（5）劳逸。剧烈运动或远行者，脉多急疾，入睡后，脉多迟缓；脑力劳动者，脉多弱于体力劳动者。

（6）饮食。酒饭后脉来多数而有力；饥饿时脉来缓而无力。

此外，有些人脉不见于寸口，而由尺部斜向手背，称斜飞脉；若脉出现于寸口的背侧，则为反关脉。这与桡动脉解剖位置变异有关，不属病脉。

有些人六脉常见沉细等同而无病象，为六阴脉；如六脉常见洪大等同而无病象，为六阳脉。这都是生理特异脉象。

第四章　疾病与脉象

病脉分类

　　疾病反映于脉象的变化，叫做病脉。我国最早的脉学专著《脉经》提出24种脉象，《诊宗三昧》的分类为32脉，《景岳全书》分为16脉，《濒湖脉学》分为27种，《诊家正眼》增加疾脉，合为28脉。本文将列举《濒湖脉学》27种病脉进行介绍。

　　近代医家对脉学进行了深入研究，将各种病脉的主要因素归纳成脉象的脉位、脉率、脉宽度、脉长度、脉力度、脉流利度、脉紧张度和脉均匀度8个方面，并将27种脉象按主要因素归类。

　　（1）脉位：指脉动最明显部位的浅深。

　　（2）脉率：又称至数，指一息（即一个呼吸周期的时间）内脉搏的频率。

　　（3）脉宽度：手指对最明显脉动部位脉道粗细感觉的评估。

（4）脉长度：脉动应指的轴向范围长短。
（5）脉力度：脉搏应指力度的强弱程度。
（6）脉流利度：脉搏来势的流畅程度。
（7）脉紧张度：脉管应指的松紧程度。
（8）脉均匀度：脉动节律均匀程度。

病脉分类

脉位	脉	相类似脉
脉位	浮脉	扎（kōu）脉和散脉
	沉脉	伏脉和牢脉
脉率	迟脉	缓脉
	数脉	
脉宽度	洪脉	
	细脉	
脉长度	长脉	
	短脉	
脉力度	虚脉	弱脉和微脉
	实脉	
脉流利度	滑脉	动脉
	涩脉	

续上表

脉位	脉	相类似脉
脉紧张度	弦脉	紧脉和革脉
	濡脉	
脉均匀度	结脉，代脉，促脉	

二 脉位分类

01 浮脉

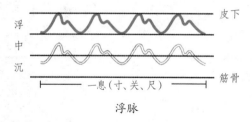

浮脉

◎ **脉象描述**

浮脉位居浅表，在皮肉之间；轻按指下即可感觉脉体搏动，一息四五至，脉体不大不小、不长不短，搏动有力，往来流利，从容和缓，节律一致。当中取或沉取时，与轻取比较，脉体搏动减弱。

◎ 形成原理

外邪侵袭肌表时，病邪未盛，正气未衰，邪正相交，人体气血趋向于表外以抵御外邪

久病体虚，机体气血亏损，血虚不能内守，气失依恋，气浮越于外

脉气鼓动于外，脉象显浮

◎ 临床意义

（1）主病：主表证。浮而有力为表实证；浮而无力为表虚证。或虚阳外越。

（2）兼脉主病：

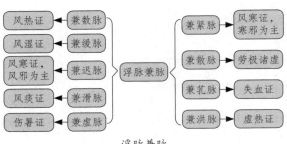

风热证	←	兼数脉			兼紧脉	→	风寒证，寒邪为主
风湿证	←	兼缓脉					
风寒证，风邪为主	←	兼迟脉	浮脉兼脉		兼散脉	→	劳极诸虚
风痰证	←	兼滑脉			兼芤脉	→	失血证
伤暑证	←	兼虚脉			兼洪脉	→	虚热证

浮脉兼脉

（3）若因桡动脉部位浅表，或因夏秋时令而出现浮脉，不属病脉。

◎ 记忆要点

（1）脉象特征：轻取即得，重取反减，举之有余，按之不足，如水漂木。

（2）主病：主表证，或虚阳外越证。

（3）歌诀：

【体状诗】浮脉唯从肉上行，如循榆夹似毛轻，
　　　　　三秋得令知无恙，久病逢之却可惊。

【相类诗】浮如木在水中浮，浮大中空乃是芤，
　　　　　拍拍而浮是洪脉，来时虽盛去悠悠。
　　　　　浮脉轻平似捻葱，虚来迟大豁然空，
　　　　　浮而柔细方为濡，散似杨花无定踪。

【主病诗】浮脉为阳表病居，迟风数热紧寒拘，
　　　　　浮而有力多风热，无力而浮是血虚。
　　　　　寸浮头痛眩生风，或有风痰聚在胸，
　　　　　关上土衰兼木旺，尺中溲（sōu）便
　　　　　不流通。

02 沉脉

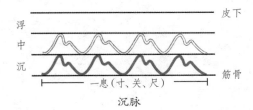

沉脉

◎ **脉象描述**

沉脉位居于里，在皮下深部，靠近筋骨之处；轻按指下无脉体搏动感，中取时应指，沉取时脉体搏动感觉最为明显；脉象一息四五至，脉体不大不小、不长不短，搏动有力，往来流利，从容和缓，节律一致。

◎ **形成原理**

> 邪郁于里，机体正气内存不衰，邪正相交，气血内困，以驱邪外出
>
> 脏腑虚弱，气虚，甚者阳虚，则无力推动气血循行；血虚，甚者阴虚，则无力充盈血脉

脉象显沉

◎ **临床意义**

（1）主病：主里证。沉而有力，为里实证；沉

而无力，为里虚证。

（2）兼脉主病：

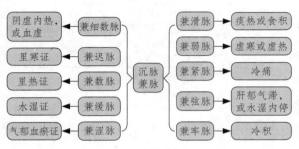

阴虚内热，
或血虚 ← 兼细数脉

里寒证 ← 兼迟脉

里热证 ← 兼数脉

水湿证 ← 兼缓脉

气郁血瘀证 ← 兼涩脉

沉脉
兼脉

兼滑脉 → 痰热或食积

兼弱脉 → 虚寒或虚热

兼紧脉 → 冷痛

兼弦脉 → 肝郁气滞，
或水湿内停

兼牢脉 → 冷积

沉脉兼脉

（3）肥胖肌肉丰厚的正常人，或冬季时令而出现沉脉，不属病脉。

（4）也有正常人双手六部脉象都沉细，但无病候，称为六阴脉，亦属正常生理现象。

◎ 记忆要点

（1）脉象特征：轻取不应，重按始得，举之不足，按之有余，如石沉水。

（2）主病：主里证。

（3）歌诀：

【体状诗】水行润下脉来沉，筋骨之间要滑匀，女子寸兮男子尺，四时如此号为平。

【相类诗】沉帮筋骨自调匀，伏则推筋着骨寻，

沉细如绵真弱脉，弦长实大是牢形。

【主病诗】沉潜水蓄阴经病，数热迟寒滑有痰，

无力而沉虚与气，沉而有力积并寒。

寸沉痰郁水停胸，关主中寒痛不通，

尺部浊遗并泄痢，肾虚腰及下元痾。

03 芤脉

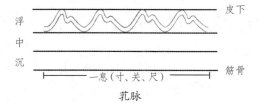

芤脉

◎ 脉象描述

芤脉位居浅表，轻按时指下感觉脉体宽大而柔软，四周有力，中间空而无力；当中取特别是沉取时，指下感觉脉体搏动明显减弱；脉象一息四五至，脉体不长不短，往来流利，从容和缓，节律一致。

◎ 形成原理

失血过多，营血不足	脉道失充，而显中空，血不能内守，阳气失依恋，而浮于外
阴液耗伤，血液不得充养	

◎ 临床意义

常见于血崩、大咯血、外伤性大出血等失血证，或严重吐泻等伤阴证。

◎ 记忆要点

（1）脉象特征：浮大中空，如按葱管，应指浮大而软，按之上下或两边实而中间空。

（2）主病：主失血证，或主伤阴证。

（3）歌诀：

【体状诗】芤形浮大奭（ruǎn）如葱，边实需知内已空，

火犯阳经血上溢，热侵阴络下流红。

【相类诗】中空旁实乃为芤，浮大而迟虚脉呼，

芤更带弦名曰革，芤为失血革血虚。

【主病诗】寸芤积血在于胸，关里逢芤肠胃痛，

尺部见之多下血，赤淋红痢漏崩中。

04 散脉

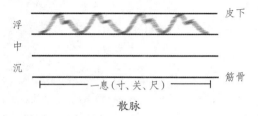

散脉

◎ 脉象描述

散脉位居浅表，轻按指下感觉脉体浮大，应指散漫无根蒂，不能收聚，并伴时快时慢，节律不齐，或伴脉搏应指力度的强弱不匀；当中取，特别是沉取时，指下感觉不到脉动。

◎ 形成原理

元气耗散，脏腑精气欲绝 ➡ 气血耗散，浮散于外

◎ 临床意义

为元气耗散，脏腑精气欲绝，病情危重的征象。

◎ 记忆要点

（1）脉象特征：浮大无根，应指散漫，按之消

失，伴节律不齐，或脉力不匀，散似杨花。

(2) 主病：元气耗散，脏腑精气欲绝。

(3) 歌诀：

【体状诗】散似杨花散漫飞，去来无定至难齐，
　　　　　产为生兆胎为堕，久病逢之不必医。

【相类诗】散脉无拘散漫然，濡来浮细水中绵，
　　　　　浮而迟大为虚脉，芤脉中空有两边。

【主病诗】左寸怔忡右寸汗，溢饮左关应朠散，
　　　　　右关朠散胻（héng）跗（fú）肿，散
　　　　　居两尺魂应断。

05 伏脉

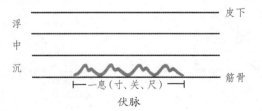

伏脉

◎ 脉象描述

伏脉脉位沉至筋骨，轻按和中取时指下无脉体搏动感；沉取至筋骨时，指下才明显感觉脉体波动；

脉象一息四五至，脉体不大不小、不长不短，搏动有力，往来流利，从容和缓，节律一致。

◎ 形成原理

邪气郁于里，阻遏气血，气血不得外达以鼓动脉道

久病不愈，阳气虚衰，无力推动气血外达以鼓动脉道

脉道沉伏不显或至骨

◎ 临床意义

常见于邪闭、厥病和痛极的病人。

◎ 记忆要点

（1）脉象特征：伏脉脉动部位比沉脉更深，需重按着骨始可应指，甚至伏而不现。

（2）主病：邪闭、厥病，也主痛极。

（3）歌诀：

【体状诗】伏脉推筋着骨寻，指间裁动隐然深，
　　　　　伤寒欲汗阳将解，厥逆脐疼证属阴。

【相类诗】沉帮筋骨自调匀，伏则推筋着骨寻，
　　　　　沉细如绵真弱脉，弦长实大是牢形。

【主病诗】伏为霍乱吐频频，腹痛多缘宿食停，

蓄饮老痰成积聚，散寒温里莫因循。
食郁胸中双寸伏，欲吐不吐常兀兀，
当关腹痛困沉沉，关后疝疼还破腹。

06 牢脉

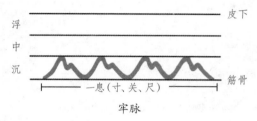

中医脉学技巧
速记手册

浮
中
沉

皮下
筋骨

——一息（寸、关、尺）——

牢脉

◎ 脉象描述

　　牢脉又称沉弦实脉，位居于里，在皮下深部，靠近筋骨之处；轻按和中取时，指下无脉体搏动感；沉取甚者重按至筋骨时，指下才明显感觉脉管搏动，且脉体宽大而长；脉来一息四五至，往来流利，从容和缓，搏动充实有力，节律一致。

◎ 形成原理

寒主收引凝滞，阴寒内盛时，阳气难以升发，沉潜于下，团结且坚牢不移	→ 脉来沉实有力，势大形长

◎ 临床意义

多见于阴寒内盛，疝气癥（zhēng）瘕（jiǎ）之实证。

◎ 记忆要点

（1）脉象特征：脉形沉而实大弦长，轻取或中取均不应，沉取始得，坚着不移。

（2）主病：实证的阴寒内盛证，或疝气癥瘕。

（3）歌诀：

【体状相类诗】弦长实大脉牢坚，牢位常居沉伏间，
　　　　　　　革脉芤弦自浮起，革虚牢实要详看。

【主病诗】寒则牢坚里有余，腹心寒痛木乘脾，
　　　　　疝㿗癥瘕何愁也，失血阴虚欲忌之。

07 脉位分类常见脉归类简表

分类	共同特点	相类脉		
		病脉	脉象特征	主病
浮脉类	轻取即得，重取反减	浮脉	举之有余，按之不足，如水漂木	表证，或虚阳外越证

分类	共同特点	相类脉		
		病脉	脉象特征	主病
浮脉类	轻取即得，重取反减	芤脉	浮大中空，有边无中，如按葱管	失血证，或伤阴证
		散脉	浮大无根，应指散漫，散似杨花	元气耗散，脏腑精气欲绝
沉脉类	轻取不应，重按始得	沉脉	举止不足，按之有余，如石沉水	里证
		伏脉	重按推至筋骨始得	邪闭、厥病、痛极
		牢脉	沉而实大弦长	阴寒内盛，疝气癥瘕之实证

三　脉率分类

01 迟脉

◎ 脉象描述

迟脉三部有脉，中取明显，指下脉来缓慢；一息

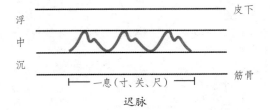

浮

中

沉

皮下

筋骨

├── 一息（寸、关、尺）──┤

迟脉

不足四至（1分钟不满60次）；脉体不大不小、不长不短，搏动有力，往来流利，从容和缓，节律一致。

◎ 形成原理

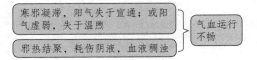

寒邪凝滞，阳气失于宣通；或阳气虚弱，失于温煦

邪热结聚，耗伤阴液，血液稠浊

气血运行不畅

◎ 临床意义

（1）主病：主寒证，有力实寒，无力虚寒；亦可见于邪热结聚的里实证。

（2）正常迟脉：运动员或经过体力锻炼的人，在静息状态下脉来迟缓。正常人入睡后，脉也可见迟，这都是生理性迟脉。

◎ 记忆要点

（1）脉象特征：脉来缓慢，一息脉动三四至，如老牛负重。

（2）主病：主寒证，或邪热结聚的里实证。

（3）歌诀：

【体状诗】迟来一息至唯三，阳不胜阴气血寒，
但把浮沉分表里，消阴须益火之原。

【相类诗】脉来三至号为迟，小駃（kuài）于迟作缓持，
迟细而难知是涩，浮而迟大以虚推。

【主病诗】迟司脏病或多痰，沉痼癥瘕仔细看，
有力而迟为冷痛，迟而无力定虚寒。
寸迟必是上焦寒，关主中寒痛不堪，
尺是肾虚腰脚重，溲便不禁疝（shàn）牵丸。

02 数脉

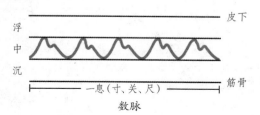

数脉

◎ 脉象描述

数脉三部有脉，中取明显，指下脉来频数；一息五至以上（1分钟90次以上）；脉体不大不小、不长不短，搏动有力，往来流利，从容和缓，节律一致。

◎ 形成原理

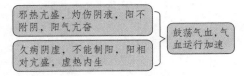

◎ 临床意义

（1）主病：主热证，有力为实热，无力为虚热。

（2）兼脉主病：

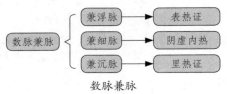

数脉兼脉

（3）正常人在运动或情绪激动时，脉率加速。小儿年龄越小，脉率越快。儿童脉搏一息六至左右（1分钟110次左右）；婴儿脉搏一息七至左右（1分钟120次左右），均为正常生理脉象。

（4）《诊家正眼》中增加疾脉，以与数脉区分。一息七至以上为疾脉。疾而有力，多见于阳亢无制，真阴垂绝之候；疾而虚弱，为阳气将绝之候。

◎ 记忆要点

（1）脉象特征：脉来急促，一息五六至，如疾马奔腾。

（2）主病：主热证。

（3）歌诀：

【体状诗】数脉息间常六至，阴微阳盛必狂烦，
　　　　　浮沉表里分虚实，唯有儿童作吉看。

【相类诗】数比平人多一至，紧来如数似弹绳，
　　　　　数而时止名为促，数见关中动脉形。

【主病诗】数脉为阳热可知，只将君相火来医，
　　　　　实宜凉泻虚温补，肺病秋深却畏之。
　　　　　寸数咽喉口舌疮，吐红咳嗽肺生疡，
　　　　　当关胃火并肝火，尺属滋阴降火汤。

03 缓脉

◎ 脉象描述

缓脉三部有脉，中取明显，指下脉来平缓；一

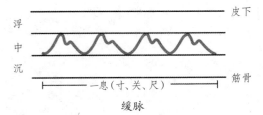

缓脉

息四至（1分钟60~70次），脉体不大不小、不长不短，搏动有力，往来流利，从容和缓，节律一致。

◎ 形成原理

| 脾胃虚弱，气血生化不足，血脉失充 | 血行缓怠， |
| 湿邪困阻，阳气被遏，无以推动气血 | 鼓动无力 |

◎ 临床意义

（1）主病：多主脾胃虚弱，或为湿邪困阻。

（2）兼脉主病：

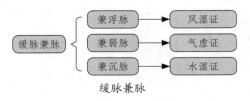

缓脉兼脉

（3）脉来和缓，可见于正常人。

◎ 记忆要点

（1）脉象特征：脉势纵缓，缓怠无力，如微风拂柳。

（2）主病：多主脾胃虚弱，或为湿邪困阻。

（3）歌诀：

【体状诗】缓脉阿阿四至通，柳梢袅袅飐轻风，
　　　　　欲从脉里求神气，只在从容和缓中。

【相类诗】脉来三至号为迟，小驶（kuài）于迟作缓持，
　　　　　迟细而难知是涩，浮而迟大以虚推。

【主病诗】缓脉营衰卫有余，或风或湿或脾虚，
　　　　　上为项强下痿痹，分别浮沉大小区。
　　　　　寸缓风邪项背拘，关为风眩胃家虚，
　　　　　神门濡泄或风秘，或是蹒跚足力迂。

04 脉率分类常见脉归类简表

分类	共同特点	相类脉		
		病脉	脉象特征	主病
迟脉类	一息不足四至	迟脉	一息不足四至	寒证，或邪热结聚的里实证

续上表

分类	共同特点	相类脉		
		病脉	脉象特征	主病
迟脉类	一息不足四至	缓脉	一息四至，脉来怠缓	脾胃虚弱，或湿邪困阻
数脉类	一息五至以上	数脉	一息五至以上	热证
		疾脉	一息七至以上	阳亢无制，真阴垂绝；或阳气将绝

四 脉宽度分类

01 洪脉

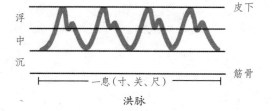

洪脉

◎ 脉象描述

洪脉脉位中浮，轻取特别是中取时，指下感觉脉体宽大而长，脉来滔滔满指，如波涛汹涌，强而有力；脉去来势渐衰；脉来一息四五至，往来流利，从容和缓，节律一致。

◎ 形成原理

| 邪热亢盛，蒸迫气血，气盛血涌，脉道扩张 | → | 脉形宽大，来盛去衰，应指浮大有力 |

◎ 临床意义

（1）主病：主里热炽盛证。

（2）兼脉主病：洪脉兼数脉，多见外感热病。

（3）因夏令阳气亢盛而出现的洪脉，不属病脉。

（4）《素问·脉要精微论》曾记载大脉，以与洪脉区分。大脉指脉体宽大，无脉来汹涌之势。脉大而来势从容和缓，三部皆大者，多为体魄健壮的正常人。若患病中，出现脉大，提示病情加重。

◎ 记忆要点

（1）脉象特征：脉形宽大，来盛去衰，来大去长，应指浮大而有力，滔滔满指，呈波涛汹涌之势。

（2）主病：里热炽盛证。

（3）歌诀：

【体状诗】脉来洪盛去还衰，满指滔滔应夏时，
　　　　　若在春秋冬月分，升阳散火莫狐疑。

【相类诗】洪脉来时拍拍然，去衰来盛似波澜，
　　　　　欲知实脉参差处，举按弦长愊愊坚。

【主病诗】脉洪阳盛血应虚，相火炎炎热病居，
　　　　　胀满胃翻须早治，阴虚泄痢可踌躇。

02 细脉

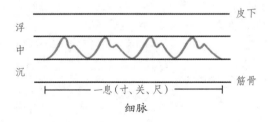

细脉

◎ 脉象描述

细脉脉位居中，中取时指下感觉脉形细小，用力按之，乃有明显跳动；脉象一息四五至，脉体不长不短，搏动有力，往来流利，从容和缓，节律一致。

◎ 形成原理

气血亏虚，血不能充盈脉道，气无力鼓动血液运行

湿邪困阻，阳气被遏，无以推动气血

脉道充盈不足

◎ 临床意义

主诸虚劳损，特别是气血两虚者；又主湿邪阻滞证。

◎ 记忆要点

（1）脉象特征：脉细如丝线，应指明显，切脉指感为脉道狭小，细直而软，按之不绝。

（2）主病：诸虚劳损，以气血两虚为主；或主湿。

（3）歌诀：

【体状诗】细来累累细如丝，应指沉沉无绝期，
　　　　　春夏少年俱不利，秋冬老弱却相宜。

【相类诗】浮而柔细知为濡，沉细而柔作弱持，
　　　　　微则浮微如欲绝，细来沉细近于微。

【主病诗】细脉萦萦血气衰，诸虚劳损七情乖，
　　　　　若非湿气侵腰肾，即是阳精汗泄来。
　　　　　寸细应知呕吐频，入关腹胀胃虚形，
　　　　　尺逢定是丹田冷，泄痢遗精号脱阴。

03 脉宽度分类常见脉归类简表

分类	共同特点	相类脉		
		病脉	脉象特征	主病
大脉类	脉体宽大	洪脉	来盛去衰，来大去长，应指浮大而有力	里热炽盛证
		大脉	来势从容和缓	提示病情加重
小脉类	脉体细小	细脉	细如丝线，应指明显，按之不绝	诸虚劳损，以气血两虚为主；或主湿

五 脉长度分类

01 长脉

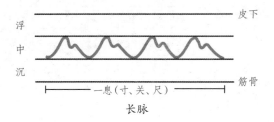

长脉

◎ 脉象描述

长脉居中，脉体比较长，搏动范围超过寸、关、尺三部的定位；脉来一息四五至，脉体不大不小，搏动有力，往来流利，从容和缓，节律一致。向前超越寸部到鱼际者，称为溢脉；向后超越尺部者，称为履脉。

◎ 形成原理

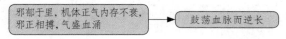

◎ 临床意义

（1）主病：主阳证、热证的实证。

（2）兼脉主病：

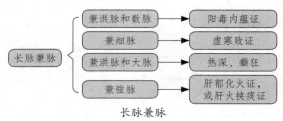

长脉兼脉

（3）可见于正常人。老年人两尺脉长而滑实多长寿。

◎ 记忆要点

（1）脉象特征：脉动应指的范围超过寸、关、尺三部，脉体较长，如循长竿。

（2）主病：主阳证、热证的实证。

（3）歌诀：

【体状相类诗】过于本位脉名长，弦则非然但满张，

　　　　　　　弦脉与长争较远，良工尺度自能量。

【主病诗】长脉迢迢大小匀，反常为病似牵绳，

　　　　　若非阳毒癫痫病，即是阳明热势深。

02 短脉

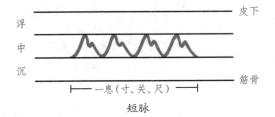

皮下

浮
中
沉

筋骨

├── 一息（寸、关、尺） ──┤

短脉

◎ 脉象描述

短脉居中，脉体比较短，搏动范围不足寸、关、尺三部的定位，常只出现在寸部或关部；迟脉长不显，且一息四五至，脉体不大不小，搏动有力，往来

流利，从容和缓，节律一致。

◎ 形成原理

气滞血瘀，或痰阻食积，阻滞脉道，气推动受阻，血行不畅

气虚不足，无以鼓动脉道，也无以推动血行

脉道充盈不足

◎ 临床意义

主气病。短而有力为气郁，无力为气损。

◎ 记忆要点

（1）脉象特征：脉动应指范围不足本部，只出现在寸部或关部，两头缩缩，尺部常不显。

（2）主病：主气病。短而有力为气郁，无力为气损。

（3）歌诀：

【体状相类诗】两头缩缩名为短，涩短迟迟细且难，
短涩而浮秋喜见，三春为贼有邪干。

【主病诗】短脉惟于尺寸寻，短而滑数酒伤神，
浮为血涩沉为痞，寸主头疼尺腹疼。

03 脉长度分类常见脉归类简表

分类	共同特点	相类脉		
		病脉	脉象特征	主病
长脉类	脉体比较长	长脉	脉动应指的范围超过寸、关、尺三部，如循长竿	阳证、热证的实证
短脉类	脉体比较短	短脉	脉动应指范围不足本部，只出现在寸部或关部，尺部常不显	气病

六　脉力度分类

01 虚脉

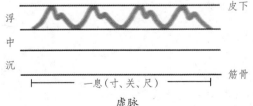

虚脉

◎ 脉象描述

虚脉是一切无力脉的总称。多位居浅表，在皮肉之间；轻按指下感觉脉体宽大，搏动软弱无力，中取或沉取时力减而有空虚感，且一息四五至，脉体不长不短，往来流利，从容和缓，节律一致。

◎ 形成原理

气虚，甚或阳虚，推动血液运行的力量薄弱

血虚，甚或阴虚，阳气没有阴血依附而浮越于外，阴血不能充盈血脉

血脉搏击无力，脉象显虚

◎ 临床意义

主虚证，多见气血两虚。迟而无力多阳虚，数而无力多阴虚。

◎ 记忆要点

（1）脉象特征：举之无力，按之空豁，应指松软，虚如谷壳。

（2）主病：主虚证，多见气血两虚。

（3）歌诀：

【体状相类诗】举之迟大按之松，脉状无涯类谷空，
莫把芤虚为一例，芤来浮大似慈葱。

【主病诗】脉虚身热为伤暑，自汗怔忡惊悸多，
发热阴虚须早治，养营益气莫蹉跎。
血不荣心寸口虚，关中腹胀食难舒。
骨蒸痿痹伤精血，却在神门两部居。

02 实脉

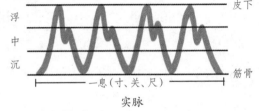

实脉

◎ 脉象描述

实脉为一切有力脉的总称。无论浮取、中取、沉取，脉来或脉去，指下均可感觉脉体宽大，有充实感，搏动强劲有力，且一息四五至，脉体不长不短，往来流利，从容和缓，节律一致。

◎ 形成原理

外感、内伤时，邪气亢盛，正气不虚，奋起与邪气相搏斗，鼓荡气血，脉管坚硬而饱满

脾胃之气衰竭，真气外泄，脉来应指强劲有力，但失去和缓之象

脉来跳动，坚实有力

◎ 临床意义

（1）主病：主实证，实而偏浮数，为实热证；实而偏沉迟，为寒实证。久病出现实脉，为孤阳外脱的先兆。

（2）实脉见于正常人，必兼和缓之象，不属病脉。

（3）有正常人两手六部脉均实大，而无病候，称为六阳脉，亦属生理现象。

◎ 记忆要点

（1）脉象特征：脉来去充盛有力，应指充实，举按皆然，如谷满仓。

（2）主病：主实证。

（3）歌诀：

【体状诗】浮沉皆得大而长，应指无虚愊愊强，
　　　　　热蕴三焦成壮火，通肠发汗始安康。

【相类诗】实脉浮沉有力强，紧如弹索转无常，
　　　　　须知牢脉帮筋骨，实大微弦更带长。

【主病诗】实脉为阳火郁成，发狂谵（zhān）
　　　　　语吐频频。
　　　　　或为阳毒或伤食，大便不通或气疼。
　　　　　寸实应知面热风，咽疼舌强气颤胸，
　　　　　当关脾热中宫满，尺实腰肠痛不通。

03 弱脉

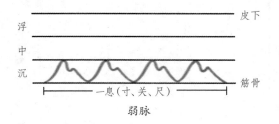

弱脉

◎ 脉象描述

弱脉位居于里，在皮下深部，靠近筋骨之处；轻按和中取时指下无脉体搏动感，沉取时应指，脉体极为柔软而细，搏动无力；脉象一息四五至，脉体不长不短，往来流利，从容和缓，节律一致。

◎ 形成原理

| 阴血亏虚，不能充盈脉道，故脉道缩窄而细 | 脉道不充，鼓荡无力，极软而沉细 |
| 阳气虚衰，无力推运血行，气虚无力，不能外鼓 | |

◎ 临床意义

主阳气虚衰，或气血俱衰。常见于久病不愈而耗伤元气，或脾虚泄泻、胃弱纳呆，或失精亡血，或虚劳久咳。

◎ 记忆要点

（1）脉象特征：弱脉是指极软而沉细的脉，弱如老翁。切脉时沉取方得，细而无力。

（2）主病：主阳气虚衰，或气血俱衰。

（3）歌诀：

【体状诗】弱来无力按之柔，柔细而沉不见浮，
　　　　　阳陷入阴精血弱，白头犹可少年愁。

【相类诗】浮而柔细知为濡，沉细而柔作弱持，
　　　　　微则浮微如欲绝，细来沉细近于微。

【主病诗】弱脉阴虚阳气衰，恶寒发热骨筋痿，
　　　　　多惊多汗精神减，益气调营急早医。
　　　　　寸弱阳虚病可知，关为胃弱与脾衰，
　　　　　欲求阳陷阴虚病，须把神门两部推。

04 微脉

◎ 脉象描述

微脉位居浅表，在皮肉之间；轻按时，指下感觉脉体极细极软，搏动无力；中按或沉取时，指下脉体如绝非绝，若有若无，模糊不清。脉象一息四五至，

脉体不长不短，往来流利，从容和缓，节律一致。

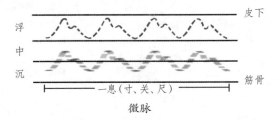

微脉

◎ 形成原理

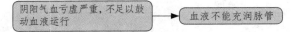

阴阳气血亏虚严重，不足以鼓 ➡ 血液不能充润脉管
动血液运行

◎ 临床意义

多为阴阳气血虚甚。久病见之为正气将绝，新病
见之为阳气暴脱。

◎ 记忆要点

（1）脉象特征：微脉极细极软，按之欲绝，若
有若无，如水上浮油。

（2）主病：多为阴阳气血虚甚。

（3）歌诀：

【体状相类诗】微脉轻微瞥（piē）瞥乎，按之欲绝

有如无，

　　微为阳弱细阴弱，细比于微略较粗。

【主病诗】气血微兮脉亦微，恶寒发热汗淋漓，

　　　　　男为劳极诸虚候，女作崩中带下医。

　　　　　寸微气促或心惊，关微时胀满形，

　　　　　尺部见之精血弱，恶寒消瘅（dān）

　　　　　痛呻吟。

05 脉力度分类常见脉归类简表

分类	共同特点	相类脉		
		脉名	脉象特征	主病
虚脉类	应指无力	虚脉	举按无力，软而空豁，应指松软，虚如谷壳	虚证
		弱脉	极软而沉细的脉，弱如老翁	阳气虚衰，或气血俱衰
		微脉	极细极软，按之欲绝，若有若无，如水上浮油	多为阴阳气血虚甚
实脉类	应指有力	实脉	举按皆大而有力，如谷满仓	实证

七 脉流利度分类

01 滑脉

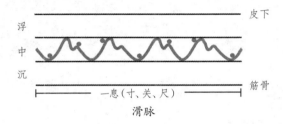

滑脉

◎ 脉象描述

滑脉脉位居中，中取脉象应指圆滑，往来流利，有一种回旋前进的感觉，其势较数，且一息四五至，脉体不大不小、不长不短，搏动有力，往来流利，从容和缓，节律一致。

◎ 形成原理

痰饮、食滞等阴邪内盛，气血欲行而与邪搏击，气实血涌，鼓动脉气 ｝ 脉象往来流利，指下圆滑

邪热波及血分，气盛血涌，血行加速，鼓动脉气

◎ 临床意义

（1）主病：主痰饮、食滞、实热证。

（2）兼脉主病：

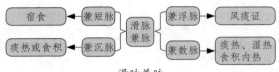

宿食 ← 兼短脉 ← 滑脉兼脉 → 兼浮脉 → 风痰证

痰热或食积 ← 兼沉脉 ← 滑脉兼脉 → 兼数脉 → 痰热、湿热食积内热

滑脉兼脉

（3）滑而和缓之脉多为正常人的常脉，多见于青壮年。妇人脉滑而停经，应考虑为妊娠。

◎ 记忆要点

（1）脉象特征：脉象往来流利，如盘走珠，应指圆滑。

（2）主病：主痰饮、食滞、实热证。

（3）歌诀：

【体状诗】滑脉如珠替替然，往来流利却还前，

莫将滑数为同类，数脉唯看至数闲。

【主病诗】滑脉为阳元气衰，痰生百病食生炎，

上为吐逆下蓄血，女脉调时定有胎。

寸滑膈痰生呕吐，吞酸舌强或咳嗽，

当关宿食肝脾热，渴痢㿉（tū）淋看尺部。

02 涩脉

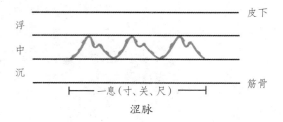

涩脉

◎ 脉象描述

涩脉脉位居中，中取指下感觉脉形细小，长短适宜，往来缓慢，一息不足四至（1分钟不满60次），滞涩不畅，伴往来脉律与脉力不匀。

◎ 形成原理

血亏精少，营卫耗伤，血亏不能充盈脉道，不能濡养脉道；气虚无力推动血行 ⎫
⎬ 脉往来艰涩，极不流利
痰食胶固或气滞血瘀等导致气血功能紊乱，气血阻滞于脉道之内 ⎭

◎ 临床意义

（1）主病：主伤精、血少、痰食内停、气滞血瘀等证。涩而有力为实证，涩而无力为虚证。

（2）兼脉主病：涩脉兼沉脉，主血瘀，尤常见于阳虚而寒凝血瘀者。

◎ 记忆要点

（1）脉象特征：形细而行迟，往来艰涩不畅，脉律与脉力不匀，应指如轻刀刮竹。

（2）主病：主伤精、血少、痰食内停、气滞血瘀等证。

（3）歌诀：

【体状诗】细迟短涩往来难，散止依稀应指间，
　　　　　如雨沾沙容易散，病蚕食叶慢而艰。

【相类诗】参伍不调名曰涩，轻刀刮竹短而难，
　　　　　微似秒芒微耎（ruǎn）甚，浮沉
　　　　　不别有无间。

【主病诗】涩缘血少或伤精，反胃亡阳汗雨淋，
　　　　　寒湿入营为血痹，女人非孕即无经。
　　　　　寸涩心虚痛对胸，胃虚胁胀察关中，
　　　　　尺为精血俱伤候，肠结溲淋或下红。

03 动脉

◎ 脉象描述

动脉脉位居中，中取指下感觉脉形短如豆，应指

圆滑，往来流利，有一种回旋前进的感觉，且一息五至以上（1分钟90次以上），搏动有力，节律一致。

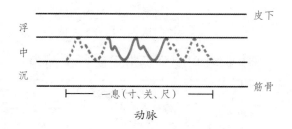

浮
中
沉

皮下

筋骨

一息（寸、关、尺）

动脉

◎ 形成原理

| 惊恐慌张，或疼痛气结，导致气血紊乱，失去制约，在脉道中相互搏击 | 脉管随着气血窜动 | 呈现滑数有力 |

◎ 临床意义

多见于惊恐、疼痛之症。

◎ 记忆要点

（1）脉象特征：动脉形短如豆，多见于关部，具有滑、数、短3种脉象的特征。

（2）主病：多见于惊恐、疼痛之证。

（3）歌诀：

【体状相类诗】

动脉摇摇数在关，无头无尾豆形团，

其原本是阴阳搏，虚者摇兮胜者安。

【主病诗】动脉专司痛与惊，汗因阳动热因阴，

或为泄痢拘挛病，男子亡精女子崩。

04 脉流利度分类常见脉归类简表

分类	共同特点	相类脉		
		脉名	脉象特征	主病
滑脉类	往来流利	滑脉	往来流利，应指圆滑，如珠走盘	痰饮、食滞、实热证
		动脉	脉短（本部不足）如豆。滑数有力	惊恐、疼痛
涩脉类	往来艰涩	涩脉	往来艰涩，迟滞不畅，如轻刀刮竹	伤精、血少、痰食内停、气滞血瘀等证

八 **脉紧张度分类**

01 弦脉

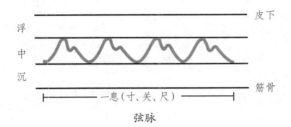

弦脉

◎ **脉象描述**

弦脉脉位居中，指下感觉脉体挺直而长，脉来直进直出，有劲急感，张弛度较大，犹如按琴弦，两端绷紧后，琴弦紧张度增加，弹而有力；且一息四五至，脉体不大不小，往来流利，从容和缓，节律一致。

◎ **形成原理**

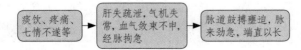

◎ 临床意义

（1）主病：主肝胆病、诸痛证、痰饮等。

（2）兼脉主病：

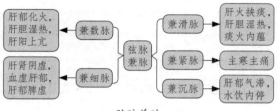

弦脉兼脉

（3）春令正常人的脉象微弦。健康人中年后，脉多兼弦，老年人脉象多弦硬。

◎ 记忆要点

（1）脉象特征：弦脉是指端直以长，如按琴弦。

（2）主病：主肝胆病、诸痛证、痰饮等。

（3）歌诀：

【体状诗】弦脉迢迢端直长，肝经木王土应伤，
怒气满胸常欲叫，翳（yì）蒙瞳子
泪淋浪。

【相类诗】弦来端直似丝弦，紧则如绳左右弹，

紧言其力弦言象，牢脉弦长沉伏间。

（又见长脉）

【主病诗】弦应东方肝胆经，饮痰寒热虐缠身，
浮沉迟数须分别，大小单双有重轻。
寸弦头痛膈多痰，寒热癥瘕察左关，
关右胃寒心腹痛，尺中阴疝脚拘挛。

02 濡脉

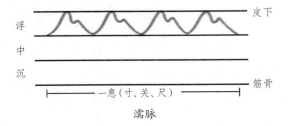

濡脉

◎ 脉象描述

濡脉又称软脉，位居浅表，在皮肉之间；轻按指下感觉脉体细小而柔软，搏动力弱；中取或沉取时，反而感受不到脉体搏动；脉来一息四五至，脉体不长不短，往来流利，从容和缓，节律一致。

◎ 形成原理

久病精血亏损，脾虚化源不足，气血亏少，致冲击脉管力道不足

湿困脾胃，壅阻于内，阻遏阳气，阳气无力推动血气运行

⎱ 脉形浮细柔软

◎ 临床意义

主诸虚或湿困。

◎ 记忆要点

（1）脉象特征：浮而细软，应指少力，如絮浮水，轻手相得，重按不显。

（2）主病：主虚证，或湿困。

（3）歌诀：

【体状诗】濡形浮细按须轻，水面浮绵力不禁，
病后产中犹有药，平人若见是无根。

【相类诗】浮而柔细知为濡，沉细而柔作弱持，
微则浮微如欲绝，细来沉细近于微。

【主病诗】濡为亡血阴虚病，髓海丹田暗已亏，
汗雨夜来蒸入骨，血山崩倒湿侵脾。
寸濡阳微自汗多，关中其奈气虚何，
尺伤精血虚寒甚，温补真阴可起疴。

03 紧脉

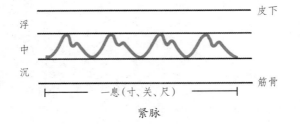

紧脉

◎ 脉象描述

紧脉脉位居中，中取指下感觉脉体绷急，应指搏动有力，如同拉紧的绳索般，或左右弹指；脉来一息四五至，脉体不大不小、不长不短，往来流利，从容和缓，节律一致。

◎ 形成原理

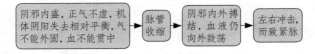

◎ 临床意义

多见于风寒搏结的实寒证、痛证和宿食内阻等。

◎ 记忆要点

（1）脉象特征：脉形紧急，如牵绳转索，或按之左右弹指。

（2）主病：主实寒证、痛证和宿食内阻等。

（3）歌诀：

【体状诗】举如转索切如绳，脉象因之得紧名，
　　　　　总是寒邪来做寇，内为腹痛外身疼。

【相类诗】弦来端直似丝弦，紧则如绳左右弹，
　　　　　紧言其力弦言象，牢脉弦长沉伏间。

【主病诗】紧为诸痛主于寒，喘欬（ké）风痫吐冷痰，
　　　　　浮紧表寒须发越，紧沉温散自然安。
　　　　　寸紧人迎气口分，当关心腹痛沉沉，
　　　　　尺中有紧为阴冷，定是奔豚与疝疼。

04 革脉

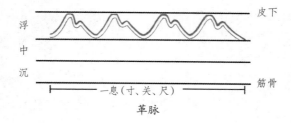

革脉

◎ 脉象描述

革脉位居浅表，在皮肉之间；轻按指下感觉脉体挺直而长，如按琴弦，脉管中空外坚，如按鼓皮，应指搏动力弱；中取或沉取时，脉象减弱，且一息四五至，脉体不大不小，从容和缓，节律一致。

◎ 形成原理

体内精血严重亏损，阴血不能充润脉管，阳气内无所依而浮越于外，形成脉管浮大、中空外坚的脉象。

◎ 临床意义

多见于亡血、失精、半产、漏下等病证。

◎ 记忆要点

（1）脉象特征：革脉浮，搏指弦，中空外坚，如按鼓皮。

（2）主病：多见于亡血、失精、半产、漏下等病证。

（3）歌诀：

【体状诗】革脉形如按鼓皮，芤弦相合脉寒虚，
　　　　　女人半产并崩漏，男子营虚或梦遗。

【相类诗】中空旁实乃为芤，浮大而迟虚脉呼，
　　　　　芤更带弦名曰革，芤为失血革血虚。

弦长实大脉牢坚，牢位常居沉伏间，
革脉芤弦自浮起，革虚牢实要详看。

05 脉紧张度分类常见脉归类简表

分类	共同特点	相类脉		
		脉名	脉象特征	主病
弦脉类	应指紧绷	弦脉	端直以长，如按琴弦	肝胆病、诸痛证、痰饮
		紧脉	脉紧张有力，状如转索	实寒证、痛证、宿食等
		革脉	浮而搏指，中空外坚	亡血、失精、半产、崩漏
濡脉类	应指柔软	濡脉	浮细而软，如絮浮水	虚证，湿困

九 脉均匀度分类

01 促脉

◎ 脉象描述

促脉脉位居中，指下感觉脉来频数，一息五至以上（1分钟90次以上）；或脉来快慢不止，间有不规则的遏止，且脉体不大不小、不长不短，搏动有力，往来流利，从容和缓。

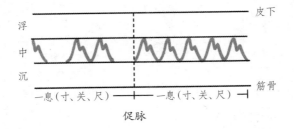

促脉

◎ 形成原理

阳邪亢盛，热迫血行；热灼阴津，津血衰少，心气受损

气滞血瘀、痰饮等实邪阻遏，气虚无力外鼓，并无力推运血行

脉气不相接续

◎ 临床意义

主阳盛实热或邪实阻滞之证。

◎ 记忆要点

（1）脉象特征：脉率较快或快慢不定，间有不规则的歇止，即脉来较促，时有中止，止无定数。

（2）主病：主阳盛实热或邪实阻滞之证。

（3）歌诀：

【体状诗】促脉数而时一止，此为阳极欲亡阴，
　　　　　三焦郁火炎炎盛，进必无生退可生。

【相类诗】数而时止名为促，缓止须将结脉呼，
　　　　　止不能回方是代，结生代死自殊途。

【主病诗】促脉唯将火病医，其因有五细推之，
　　　　　时时喘咳皆痰积，或发狂斑与毒疽。

02 结脉

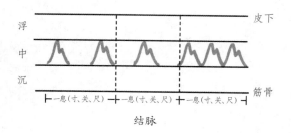

结脉

◎ 脉象描述

　　结脉脉位居中，指下感觉脉来缓慢，一息不足四至
（1分钟60次以下），间有不规则的遏止，脉体不大
不小、不长不短，搏动有力，往来流利，从容和缓。

◎ 形成原理

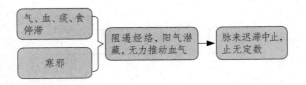

气、血、痰、食停滞

寒邪

→ 阻遏经络，阳气潜藏，无力推动血气 → 脉来迟滞中止，止无定数

◎ 临床意义

主阴盛气结。

◎ 记忆要点

（1）脉象特征：脉率比较缓慢而有不规则的歇止，即脉来缓慢，时有中止，止无定数。

（2）主病：主阴盛气结。

（3）歌诀：

【体状诗】结脉缓而时一止，独阴偏盛欲亡阳，
　　　　　浮为气滞沉为积，汗下分明在主张。

【相类诗】数而时止名为促，缓止须将结脉呼，
　　　　　止不能回方是代，结生代死自殊途。

【主病诗】结脉皆因气血凝，老痰结滞苦沉吟，
　　　　　内生积聚外痈肿，疝（shàn）瘕为殃病属阴。

03 代脉

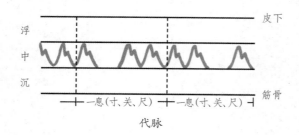

代脉

◎ 脉象描述

　　代脉脉位居中，指下感觉脉来缓慢；脉来一息不足四至（1分钟60~70次，或60次以下），间有规则的遏止；脉体不大不小、不长不短，搏动有力，往来流利，从容和缓。

◎ 形成原理

| 气血虚衰，气虚无力鼓动脉道，血虚无以充盈脉体 | 脉气运行不相连接 |
| 邪气内伏，气血功能紊乱，气推动受阻，血行不畅 | |

◎ 临床意义

一般主脏气衰微，也可见于痹病疼痛、跌打损伤或七情过极等。

◎ 记忆要点

（1）脉象特征：有规律的歇止脉，可伴有形态的变化，即缓而时止，止有定数。

（2）主病：一般主脏气衰微，也可见于痹病疼痛、跌打损伤或七情过极等。

（3）歌诀：

【体状诗】动中而止不能还，复动因而作代看，
　　　　　病者得之犹可疗，平人却与寿相关。

【相类诗】数而时止名为促，缓止须将结脉呼，
　　　　　止不能回方是代，结生代死自殊途。

【主病诗】代脉元因脏气衰，腹疼泄痢下元亏，
　　　　　或为吐泻中宫病，女子怀胎三月兮。

04 脉均匀度分类常见脉归类简表

脉名	共同特点	相类脉	
		脉象特征	主病
促脉	脉象节律不齐	脉来速而时止，止无定数	阳盛实热或邪实阻滞之证

脉名	共同特点	相类脉	
		脉象特征	主病
结脉	脉象节律不齐	脉来缓而时止，止无定数	阴盛气结
代脉		脉来缓而时止，止有定数	一般主脏气衰微，也可见于痹病疼痛、跌打损伤或七情过极等

✚ 相类似脉象鉴别表

01 脉位类相类似脉象鉴别表

脉纲	共同特点	相类脉		
		脉名	脉象特征	主病
脉位类	浮脉类	轻取即得		
		浮脉	举之有余，按之不足，如水漂木	表证
		芤脉	浮大中空，有边无中，如按葱管	失血证，或伤阴证
		虚脉	浮大无力，不堪重按，虚如谷壳	主虚证，多见气血二虚
		濡脉	浮细而软，应指少力，如絮浮水	主虚证，或湿困

脉纲	共同特点	相类脉		
		脉名	脉象特征	主病
脉位类	浮脉类 轻取即得	洪脉	浮大有力，来盛去衰，滔滔满指，呈波涛汹涌之势	里热炽盛证
		革脉	浮而弦，中空外坚，如按鼓皮	多见于亡血、失精、半产、漏下等病证
		散脉	浮大无根，应指散漫，伴节律不齐，或脉力不匀，散似杨花	元气耗散，脏腑精气欲绝
	沉脉类 重按始得	沉脉	轻取不应，重按始得，如水投石	里证
		伏脉	更深于沉脉、紧脉贴于骨，需重按推至筋骨始得	邪闭、厥病、痛极
		牢脉	沉而弦长实大	阴寒内盛，疝气癥瘕之实证
		弱脉	沉细而极软，弱如老翁	阳气虚衰或气血俱衰

02 脉率类相类似脉象鉴别表

脉纲	共同特点	相类脉		
		脉名	脉象特征	主病
脉率类	迟脉类	一息不足四至	缓脉	一息四至,脉来怠缓	脾胃虚弱,或湿邪困阻
			迟脉	一息不足四至	寒证,或邪热结聚的里实证
			涩脉	行迟而形细,往来艰涩,迟滞不畅,伴脉律和脉力不匀,如轻刀刮竹	伤精、血少、痰食内停、气滞血瘀等证
			结脉	脉来缓而时止,止无定数	阴盛气结
			代脉	脉来缓而时止,止有定数	一般主脏气衰微,也见于痹病疼痛、跌打损伤或七情过极等
	数脉类	一息五至以上	数脉	一息五至以上,如疾马奔腾	热证
			疾脉	一息七至	阳亢无制,真阴垂绝;或阳气将绝
			促脉	脉来速而时止,止无定数	阳盛实热或邪实阻滞之证
			动脉	脉来滑数有力,而脉短如豆,不足本部	惊恐、疼痛

03 脉宽度类相类似脉象鉴别表

脉纲	共同特点	相类脉		
		脉名	脉象特征	主病
脉宽度类	洪脉类 脉宽于寻常	大脉	脉体宽大，往来从容和缓	提示病情加重
		洪脉	浮大有力，来盛去衰，滔滔满指，呈波涛汹涌之势	里热炽盛证
		实脉	举按皆大而有力，如谷满仓	实证
		芤脉	浮大中空，有边无中，如按葱管	失血证，或伤阴证
	细脉类 脉细于寻常	细脉	细如丝线，应指明显，按之不绝	诸虚劳损，以气血两虚为主；或主湿
		微脉	极细极软，按之欲绝，若有若无，如水上浮油	多为阴阳气血虚甚
		濡脉	浮细而软，应指少力，如絮浮水	主虚证，或湿困
		弱脉	沉细而极软，弱如老翁	阳气虚衰或气血俱衰

04 脉长度类相类似脉象鉴别表

脉纲		共同特点	相类脉		
			脉名	脉象特征	主病
脉长度类	长脉类	脉长于寻常	长脉	脉动应指的范围超过寸、关、尺三部，如循长竿	阳证、热证的实证
			弦脉	端直以长，如按琴弦	肝胆病、诸痛、痰饮
			牢脉	沉而实大弦长	阴寒内盛，疝气癥瘕之实证
			洪脉	浮大有力，来盛去衰，滔滔满指，呈波涛汹涌之势	里热炽盛证
			实脉	举按皆大而有力，如谷满仓	实证
	短脉类	脉短于寻常	短脉	动应指范围不足本部，只出现在寸或关部，尺部常不显	气病
			动脉	脉来滑数有力，而脉短如豆，不足本部	惊恐、疼痛

05 脉力度类相类似脉象鉴别表

脉纲	共同特点	相类脉		
		脉名	脉象特征	主病
脉力度类	虚脉类 应指无力	虚脉	浮大无力,不堪重按,虚如谷壳	主虚证,多见气血两虚
		濡脉	浮细而软,应指少力,如絮浮水	主虚证,或湿困
		弱脉	极软而沉细,弱如老翁	阳气虚衰或气血俱衰
		微脉	极细极软,按之欲绝,若有若无,如水上浮油	多为阴阳气血虚甚
		散脉	浮大无根,应指散漫,伴节律不齐,或脉力不匀,散似杨花	元气耗散,脏腑精气欲绝
		芤脉	浮大中空,有边无中,如按葱管	失血证,或伤阴证
		革脉	浮而弦,中空外坚,如按鼓皮	多见于亡血、失精、半产、漏下等病证
	实脉类 应指有力	实脉	举按皆大而有力,如谷满仓	实证
		洪脉	浮大有力,来盛去衰,滔滔满指,呈波涛汹涌之势	里热炽盛证

脉纲	共同特点	相类脉		
		脉名	脉象特征	主病
脉力度类	实脉类	应指有力	长脉	脉动应指的范围超过寸、关、尺三部，如循长竿	阳证、热证的实证
			弦脉	端直以长，如按琴弦	肝胆病、诸痛证、痰饮

06 脉流利度类相类似脉象鉴别表

脉纲	共同特点	相类脉		
		脉名	脉象特征	主病
脉流利度类	滑脉类	往来流利	滑脉	往来流利，应指圆滑，如珠走盘	痰饮、食滞、实热证
			数脉	一息五至以上，如疾马奔腾	热证
			动脉	脉短如豆，不足本部，滑数有力	惊恐、疼痛
	涩脉类	往来流利	涩脉	行迟而形细，往来艰涩，迟滞不畅，伴脉律和脉力不匀，如轻刀刮竹	伤精、血少、痰食内停、气滞血瘀等证
			结脉	脉来缓而时止，止无定数	阴盛气结
			代脉	脉来缓而时止，止有定数	一般主脏气衰微，也见于痹病疼痛、跌打损伤或七情过极等

07 脉紧张度类相类似脉象鉴别表

脉纲	共同特点	相类脉		
		脉名	脉象特征	主病
脉紧张度类	弦脉类 脉管紧张	弦脉	端直以长，如按琴弦	肝胆病、诸痛、痰饮
		紧脉	脉紧张有力，状如转索	实寒证、痛证、宿食等
		革脉	浮而搏指，中空外坚	亡血、失精、半产、崩漏
		牢脉	沉而实大弦长	阴寒内盛，疝气癥瘕之实证
	濡脉类 脉管弛缓	濡脉	浮细而软，应指少力，如絮浮水	主虚证，或湿困
		弱脉	极软而沉细，弱如老翁	阳气虚衰或气血俱衰
		缓脉	一息四至，脉来怠缓	脾胃虚弱，或湿邪困阻
		微脉	极细极软，按之欲绝，若有若无，如水上浮油	多为阴阳气血虚甚
		散脉	浮大无根，应指散漫，伴节律不齐，或脉力不匀，散似杨花	元气耗散，脏腑精气欲绝

脉纲	共同特点	相类脉		
		脉名	脉象特征	主病
脉均匀度类	节律不齐	促脉	脉来速而时止，止无定数	阳盛实热或邪实阻滞之证
		结脉	脉来缓而时止，止无定数	阴盛气结
		代脉	脉来缓而时止，止有定数	一般主脏气衰微，也见于痹病疼痛、跌打损伤或七情过极等
		涩脉	行迟而形细，往来艰涩，迟滞不畅，伴脉律和脉力不匀，如轻刀刮竹	伤精、血少、痰食内停、气滞血瘀等证
		散脉	浮大无根，应指散漫，或伴脉力不匀，散似杨花	元气耗散，脏腑精气欲绝

第五章 特殊脉诊

一 真脏脉

在疾病危重时期出现的无胃、无神、无根的脉象，称为真脏脉，或称败脉、绝脉、死脉、怪脉。真脏脉提示病邪深重，元气衰竭，胃气已败。根据《素问·玉机真藏论》对真脏脉主要形态特征的记载，大致可以分成3类：

无胃之脉

脉名	共同特点	脉象特征	主病
偃刀脉	脉往来无冲和之象，应指坚搏	脉来弦急，如循刀刃	提示邪盛正衰，胃气不能相从，心、肝、脾、肾等脏气独现，是病情危重的征兆之一
转豆脉		脉来短小而坚搏，如循薏苡子	
弹石脉		脉在筋肉之下，脉来急促而坚硬，如弹石	

02 无神之脉

脉名	共同特点	脉象特征	主病
雀啄脉	脉律无序，脉形散乱	脉在筋肉间，连连数急，三五不调，止而复作，如雀啄食状	主要由脾、胃、肾阳气衰败所致，提示神气涣散，生命即将告终
屋漏脉		脉在筋肉间，如屋漏水渗，良久一滴	
解索脉		脉在筋肉之间，脉来乍疏乍密，如解乱绳状	

03 无根之脉

脉名	共同特点	脉象特征	主病
釜沸脉	虚大无根或微弱不应指	浮数之极，至数不清，如釜中沸水，浮泛无根	三阳热极，阴液枯竭之候
鱼翔脉		脉在皮肤，头定而尾摇，似有似无，如鱼在水中游动	三阴寒极，亡阳于外，虚阳浮越的征象
虾游脉		脉在皮肤，如虾游水，时而跃然而去，须臾又来，伴有急促躁动之象	

随着医疗技术的不断提高，对真脏脉有了新的认识，认为部分真脏脉是由于心脏器质性病变所造成的，并非一定为无药可救的死证，临床上应仔细观察，尽力救治。

诊小儿脉

与成人不同，小儿寸口部位狭小，难分寸、关、尺三部，因此后世医家诊小儿脉时，以一指总候三部，即"一指定三关"。此外，因小儿就诊时容易惊哭，惊则气乱，脉气亦乱，难于掌握，故还需结合形色和审苗窍诊病。

使用"一指定三关"法时，因患儿的年龄，具体方法有所不同。3岁以下的小儿，用右手大拇指按小儿掌后高骨脉上，不分三部，以定至数为主。4岁以上的小儿，则以高骨中线为关，以一指向侧滚转寻三部。七八岁小儿可以挪动拇指诊三部。9岁以上，可以次第下指依寸、关、尺三部诊脉。15岁则按成人三部诊脉进行。

诊查小儿的脉象，一般只诊浮沉、迟数、强弱和缓紧，不详求28种脉。迟数辨寒热，3岁以下患儿，一息七八至为平脉；五六岁患儿，一息六至为平脉，七至以上为数脉，四五至为迟脉。浮沉辨表里，浮数为阳，沉迟为阴；强弱辨虚实；缓紧辨邪正盛衰。

三 诊妇人脉

妇人有经、孕、产、育等特殊生理活动和病理特点，现将有关方面的脉诊简单叙述如下：

01 诊月经脉

脉象特征	伴随症状	生理或病理状况
左关尺脉忽洪大于右手	口不苦，身不热，腹不胀，	月经将至，或正值经期
寸关脉调和，而尺脉弱或细涩	—	月经多不利
尺脉虚而细涩	—	精血亏少的闭经
尺脉弦涩	—	气滞血瘀的闭经
脉象弦滑	—	痰湿阻胞的闭经

02 诊妊娠脉

脉象特征	伴随症状	生理或病理状况
脉来滑数有力	已婚妇女停经两三个月，兼有嗜酸作呕等异常表现	妊娠
脉沉而涩	妊娠	孕妇精血不足，影响胎元温养
脉涩而无力	—	阳气虚衰，胎死腹中或为癥块

03 诊临产脉

孕已足月，尺脉急转如切绳转珠，或脉见离经，或沉细而滑，为临产。另外，孕妇两手中指本节至顶节两侧，有脉搏应指跳动，伴腹痛连腰，一阵紧一阵，此亦是将临盆的征象。

四 脉证顺逆与从舍

脉证顺逆是指通过脉与证的相应或不相应来判断疾病的顺逆。一般情况下，脉与证是一致的，即脉证相应，但有时也会出现脉与证不一，甚至出现脉证相反的情况。从判断疾病的顺逆来说，脉证相应者为顺，不相应者为逆，逆主病凶。比如，有余的病证，见洪脉、数脉、滑脉、实脉，则脉证相应，为顺，表示邪实正盛，正气足以抗邪；若反见细脉、微脉、弱脉，则脉证相反，是逆症，说明邪盛正虚，易致邪陷。

既然出现脉证不相应的情况，那么其中必有一真一假，要么是证真脉假，要么是证假脉真，所以临证时必须辨明脉证的真假以决定从舍。

01 舍脉从证

在证真脉假的情况下，必须舍脉从证。比如，症见腹胀满，疼痛拒按，大便燥结，舌红苔黄厚焦燥，而脉迟细者，为胃肠实热证，证为真象；而脉反映的是热结于里，阻滞气血运行，故出现的迟细脉，是假象，当舍脉从证。

02 舍证从脉

在证假脉真的情况下，必须舍证从脉。比如，伤寒热闭于内，症见四肢厥冷，而脉滑数者，脉所反映的是真热；而症状所反映的是热邪内伏，格阴于外，出现四肢厥冷等症状的假寒证，当舍证从脉。